速成手册系列

First Steps through Insomnia

如何摆脱
失眠困扰

Simon Atkins

西蒙·阿特金斯 著   沈健文 译

华东师范大学出版社

编者的话

现代生活的八大病症:焦虑、失眠、抑郁、肥胖、赌博、酗酒、烟瘾、以及婚姻的失败。这种"现代病"有时会困扰你一时,如果不能及时克服的话,甚至会困扰你一生。归纳这些"现代病"的基本征兆如下:

——嫌自己太胖,尝试各种减肥方法都没有效果。

——明知抽烟有害,想戒,但不能坚持,一次次功亏一篑。

——嗜酒如命,想要戒酒,又无力抵挡酒精的诱惑,最终走上酗酒之路,无法自拔。

——沉迷于**赌博**,屡输屡赌,深陷其中,欲罢不能。

——当**失眠**成为一种习惯,白天无精打彩,入夜辗转反侧,睡梦成了一种奢求。

——一段失败的**婚姻**,令你茫然失措,不知道如何直面今后的生活。

——在日常生活工作中,一种无名的焦虑感始终伴随而至,让你身心疲惫,不堪重负。

——无论是成功或挫折,荣耀或压力,都会让你步入抑郁的泥沼,一旦深陷,找不到摆脱痛苦的出路,有一种不可救药之感。

无论你遇到了上述哪种问题,相信它都已经在无形中对你的生活造成了不同程度的消极影响。如果你已下定决心去克服,但又苦于找不到正确且有效的方法,那么这套"速成手册系列"丛书就是专门为你而量身定制的。

本套丛书共包含八本小册子,分别为《如何迈出减肥第一步》《如何迈出戒烟第一步》《如何迈出戒酒第一步》《如何迈出戒赌第一步》《如何摆脱失眠困扰》《如何走出分手阴影》、《如何消除焦虑困扰》，以及《如何克服抑郁困扰》。撰写这些小册子的作者均为来自各个相关领域的实干型专家，其中包括专职的心理学家、著名医生等各行业拥有广泛知名度的成功人士，他们中亦不乏有人曾亲身经历上述困境，一度挣扎在无尽的黑暗中，找不到方向，但最终凭借自身的努力和毅力，战胜了"病魔"，重新收获了美好的生活。他们将自己一路走来的体验和经历写入书中，以感同身受的言语，为深受同样问题困扰的读者提供兼具专业性与实用性的指导意见，相信作为读者的你在阅读这本小册子的时候，不仅可以看到自己的影子，同时也能从中汲取改变自身现状的信心和勇气。

现在，开始阅读这本小册子吧！如果有需要的话，你还可以将它带在身边，随时翻阅。希望有一天，当你合上它的时候，你会发现自己的生活已经重新回到了健康、积极的轨道上。到那时，我们编译这套丛书的初衷也就实现了！

献给我的妻子妮基

睡眠对她而言时好时坏

为何选择这本书?

你有睡眠问题吗?

你是否

● 发现晚上无法迅速入睡

● 很快便能睡着,但清晨很早就醒了过来

● 一晚上都辗转难眠

或者你有没有其他和睡眠相关的问题,比如

● 不宁腿综合征①

● 阻塞性睡眠呼吸暂停综合征

---

① 不宁腿综合征(RLS)指小腿深部于休息时出现难以忍受的不适,运动、按摩可暂时缓解的一种综合征。其临床表现通常为夜间睡眠时,双下肢出现极度的不适感,迫使患者不停地移动下肢或下地行走,导致患者严重的睡眠障碍。

● 夜间抽筋

也许你从事着一份会让睡眠受到干扰的工作。你是否

● 必须做轮班工作
● 经常受倒时差之苦

　　无论你的睡眠问题是什么，这本书都是为你准备的。本书由一位家庭医生撰写，他在他的门诊处见到了患有每一种睡眠症状的患者。《如何摆脱失眠困扰》将会告诉你所有你需要知道的事情，成全你的 8 小时香甜睡眠。

　　本书中的所有建议均仅供参考，不应被当作有资质的医嘱的替代品。

目　录

引　言

　　尽管我们对生活中的很多事情可以持有不同意见——我们的政治观点、支持哪支运动队、是否存在上帝，或者对一些人来说最重要的，哪位才是饰演詹姆斯·邦德的最佳人选——有一件事始终能赢得一致同意：绝对没有什么其他事情可以比得上睡个好觉了。

　　哪怕这句话本身——"睡个好觉"——就已经让你身体里面感到温暖舒适。它变戏法似地把各种美妙图像混杂一体，在你彻底从 8 小时美梦里清醒过来之前，把你裹在舒适的睡床上。不幸的是,对全世界每 5 人中的一人来说,那种理想情况只是一个破碎的梦,睡个好觉本身无法捉摸——这件事只能发生在别人身上。

我的妻子,妮基,就属于这 20% 的长期失眠患者群体。每周的大部分夜晚,她辗转着睡去,醒得频繁,然后连续几小时都无法再次入睡。经常,我醒来的时候发现是在半夜,身边的位置是冷的、空的,因为她去了楼下给自己弄一杯热饮,换换空气,缓解一下因失眠而独自躺着带来的无聊泄气。

一旦她醒过来,当然,她的脑子里首先闪过的是前一天发生了什么,早晨起床后要为她自己和我们的 3 个男孩子做哪些事情。然后,她发现自己在反复检查床头柜上的 LED 时钟,那个钟对她而言只起到了提醒她醒了多久,以及和这些想法斗争了多久的作用。

更糟糕的是,她得躺在一个时不时(比她说的还要经常,除非你不相信她所说的)打鼾,说梦话,磨牙的丈夫身旁——有时这三件事还会同时发生。不幸的是,无论她多少次用肘推他,他就是不醒过来,像个婴儿一样一觉睡到天亮，像什么事都没有发生一样，而她却能复述出隔壁邻居凌晨 3 点吵吵闹闹才回家，5 点送奶工人的瓶子咣咣响，黎明时分小鸟悲惨的和声在 5 点不到就响起了。

我也在自己的诊所看过数不清的有相同症状的病人。他们有些是受到其他健康问题的影响而难以入眠，而有些，则像妮基一样，无法解释为何他们会遇到这种地狱般的问题。

幸运的是，失眠是有可行的治疗方法的，在这本书中，我们将按照一定顺序对这些疗法审视一番，找出它们是如何起作用的，它们产生的效果，如果有依据的话，依据是什么。然而，不幸的是，正如你将看到的那样，没有速成的办法，而且那些最有效的疗法都要求你付出努力，并下得了决心。

有一些其他的情况也能影响睡眠，和直接失眠倒没什么关系。这些包括睡眠呼吸暂停、夜间抽筋、不宁腿、倒时差和轮班工作，我们也会讲到所有这些症状的起因和针对它们的治疗。

不过，在这本书的第一部分，我们首先要探索一下整个睡眠主题,我们为何要睡觉,一个正常的睡眠模式看起来是怎样的,接下来的章节还会专门讨论失眠究竟是什么。

我的妻子从本书涵盖的许多疗法中获得了帮助。如果不是她的丈夫发出的那些鼾声,她本可能每晚都能睡个好觉的。

1
我们为什么睡觉

　　睡觉是地球上所有哺乳动物的生物特征。每只松鼠、海牛、很小的鼩鼱和壮观的大象都分享了这一闭眼睡眠的必要特征。鸟和鱼也睡觉,还有证据表明,无脊椎动物如蜜蜂和蝎子每 24 小时中也都有一段时间会反应较迟缓,看上去像是在打盹。

　　不同的物种需要的睡眠时间区别很大,褐色蝙蝠每天需要 19.9 小时用来睡眠,而长颈鹿则只需打盹 1.9 小时就够了。

对人类来说，我们的"正常"睡眠持续时间会随着年龄的增长而改变。婴儿时期，我们平均每天要睡 16 小时（在晚上醒来只是为了把我们的父母弄得很沮丧）。我们在成年的大部分时间里都需要 8 小时左右的睡眠，但步入老年以后则仅需 5.5 小时。当然，青少年有时会尝试一直不起床，如果可以那样的话！

我们为什么睡觉？

考虑到睡眠在很大范围的物种之间都有所进化，一定有某种关键的生物学需要让我们每晚必须睡上几小时。然而，尽管已经做了多年研究，评审委员会对于睡眠的确切目的仍然未知。不过，也有许多论述完整的理论已经被提出来进一步解释睡眠。

进化理论

进化理论是最早的关于睡眠的理论之一，它作为一种保护机制防止动物在天黑时遭到伤害。动物在夜间更加脆弱,容易被带有利齿和爪的东西杀害并吃掉,等到它们发现危险的时候往往已为时太晚。这一理论被这样一个事实所支撑,即天敌较少的动物睡得比经常出现在别的物种菜单上的动物更久。

然而,在这个理论中仍有一个明显的瑕疵,由于你的猎物在夜间睡觉的事实,它不能够察觉你在悄悄地靠近,打它的主意,对捕食者来说,午夜捕食无疑反而更具诱惑力,捕食者只需付出小小劳动即可坐享美食。作为正在睡眠中的猎物,你也面临着被放在一个已经准备了刀叉的餐盘上的可能。

也有说法是,睡眠进化导致能量得以保存,这个说法听起来更靠谱一点,但猎物在夜间的脆弱性问题依然存在。

修复和复原理论

这个理论是说,我们睡觉之后,身体和大脑就得以修复和恢复生机,从而能够保持发挥最佳效能,维持健康水平。这个理论认为,作为这个过程的一部分,组织得到了修复,大脑就能摆脱有毒的、无用的物质。

　　用计算机来做一个类比,睡眠有点像是让我们做一个磁盘检查,病毒扫描,以及对我们的硬盘进行碎片整理。

信息强化理论

　　这个理论的支持者有证据说明,在睡眠期间,大脑巩固了它白天接收到的信息,以便为第二天做准备。它也给了大脑一个形成根深蒂固的长期记忆的机会。

结论

　　有这么多解释睡眠的理论,这个事实清楚地表明,我们实际上还不知道自己为什么睡觉。看上去在所有这些理论当中有一些真理,以及我们确实是为了一些重要的理由而去睡觉的。

如果我们没获得充分的睡眠会怎样?

尽管对于我们为什么睡觉的论证平淡无奇,但对于睡眠不足会发生什么,倒有不少共识。有些后果是严重的,另一些则仅仅构成了困扰,影响我们在家或工作时的正常表现能力。

缺少睡眠的严重后果

如果你遭受长期睡眠不足,你面临的能够潜在威胁你生命情况的风险正在上升。这些情况当中,最严重的是以下五种。

● **肥胖**

如果你经常睡得很差,那么就会比那些睡得好的人患肥胖的风险高 30%。这里的罪魁祸首是两种控制我们食欲的荷尔蒙。如果你缺少睡眠,就会有更高水平的胃饥饿素,它会大大增加你的胃口,而你体内瘦蛋白的含量会变低,正是这种蛋白让我们在饭后感到饱足。

● **糖尿病**

糟糕的睡眠影响我们的身体处理血糖的方式,并且提高了患糖尿病的风险。把这一点加到我们刚刚看到的失眠对肥胖的影响上,肥胖也是增加患糖尿病风险的因素之一,这样总体的患病风险就更高了。

● **高血压**

缺少睡眠会让你的血压上升到持续较高的水平,如果你已经患有高血压了,那情况就会更严重。尽管这个现象的原因还不清晰。

● **心脏病**

较高的血压和睡眠缺乏者血液中的致炎化学物的增加更容易对血管壁造成伤害,并且这样会引发心脏疾病。长期失眠也会导致升高的脉冲水平,而这也是导致心脏病的另一个因素。

● **抑郁和焦虑**

为保持良好的精神健康,睡眠是非常必须的,长期睡眠缺乏会让你处于低落和神经质的边缘。一项对一万人进行的调查研究发现,睡眠差的人患抑郁的可能性是睡眠好的人的 5 倍。

其他后果

● **难以怀孕和性欲减退**

如你因缺乏睡眠而疲劳,那么和休息足够"蓄势待发"的人相比,你的性欲有很大几率会变得相当低。生殖激素周期也会被失眠压抑,由此可能影响你怀孕的几率。

● **免疫力下降**

睡眠让免疫力获得喘息的机会,没有睡眠的话,你可能就会被发生在你周围的每次咳嗽和感冒所感染。

● **高事故风险**

白天打瞌睡的时候,你的注意力是涣散的,会变得笨拙,也更容易发生事故。从一个更悲剧的角度来说,太多人的死亡都是因为司机在驾驶时睡着所导致。

● **缺乏头脑敏捷度**

缺少了睡眠,你的记忆力、注意力和其他的思考进程都很有可能怠慢,影响你完成即便一个小任务的能力,使你的生活和工作都受到影响。

● **皮肤呈现老态**

还有两种激素也都会被失眠影响,进而对你的皮肤状态产生不利影响。皮质醇水平上升,使保持皮肤柔软有弹性的胶原质分解。而在我们睡眠时,修复皮肤组织的激素水平会下降。这些因素综合起来导致更多的皱纹,加快皮肤的老化速度。

● **易怒**

这可能是失眠对身体造成的长期影响中产生效应最小的后果,但却排在扰乱他人的因素列表的第一位。

常见的误解

数羊能帮助你进入入眠。

2002 年,当来自牛津大学的心理学家把这个测试运用在一群罹患失眠的人身上时,他们发现数羊的人比想象平静放松的画面(例如,躺在沙滩上)的人需要更长的时间入睡。

在这一章中,我重复使用了"失眠"一词而没有精确解释它的含义。在第三章中我们会继续讲到这个问题的细节,不过现在我们还是先来了解下睡眠是如何运作的。

2
在我们睡觉时发生了什么

正常睡眠结构

这是用来描述一晚典型睡眠模式的技术语言。它首先是由使用脑电图设备测量人们大脑活动的科学家发现的,这个设备通过把小电极贴在头皮上来记录脑电波。这些电极在彼此交流的时候接收了大脑细胞产生的电子信号,这些信号随后可以被记录在一台电脑上。

随后被注意的是,当我们醒着的时候,被记录下来的信号活动图案波动得很快,而波形相对较小,而当我们睡着时,波动的图案变得更慢,波形也更大。一旦我们进入深睡眠,波纹就变得更慢更深——这些被称为 delta 波。最后,研究人员识别出一个阶段,在这个阶段里,波纹再次变得速度快、频率高,就像这个人醒着一样。这个状态被和这个人眼球的快速转动联系起来,并且获得了"快速眼动期"的名称,或者缩写为 REM（Rapid Eye Movement 的首字母缩写）睡眠。余下的,波动更慢的睡眠被称为"非 REM 睡眠"或"NREM（Non-REM）"。

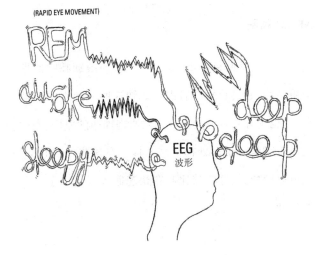

睡眠的阶段

非快速眼动期(NREM)

第一阶段：从醒着到睡着的转变过程

第二阶段：轻度睡眠,脑电波刚刚开始慢下来

第三阶段：较深的睡眠,先是混合着轻度睡眠脑电波和 delta 波

第四阶段：所有脑波都显示为 delta 波

快速眼动期(REM)

NREM 睡眠

在非快速眼动时期,我们比在快速眼动睡眠时期呼吸更平稳,心跳更慢。肌肉在非快速眼动睡眠时仍然活跃,这也是导致我们会出现剧烈肌肉抽筋的原因,我们会突然蹬脚就像从高处摔下来一样。在这些睡眠时期,我们可以做梦,但这些梦比起在快速眼动期做的梦少了一些生动。

REM 睡眠

在快速眼动期,我们的呼吸变得更急促,脉搏加快,血压也升高了。睡梦趋于持续更久,也更复杂、古怪、迷幻,更像妄想。快速眼动睡眠也是男人们发生夜间勃起的时期。

睡眠周期

我们在快速眼动/非快速眼动睡眠之间每过 90-100 分钟切换一次,并且整晚都在重复这个过程。下图说明了我们在每个睡眠周期中历经的阶段。

你会看到,在一晚平时的睡眠中,我们将会经历 4-5 个这样的周期,在每个这样的周期中,快速眼动和非快速眼动睡眠所占比例是变化的,随着睡眠时间的增长,快速眼动睡眠呈现的频率更高。尽管如此,整晚来看,非快速眼动睡眠仍然占了 75% 的比例。

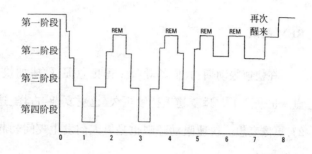

睡眠—苏醒周期

上述内容解释了睡眠自身包含的过程。现在,我们要看一下大脑如何同样控制着我们在睡眠和完全苏醒之间切换的能力,这样我们两种状态都能恰如其分地拥有。这在想象上被称为"睡眠—苏醒周期"。

大脑具有两种控制机制,两种机制并存,共同控制这个循环。其中一种被我们称为"昼夜系统"(circadian system);另一种运作起来更像是一个震荡的沙漏,给每一段我们醒着的时间贴上标签。

昼夜系统

这个有时涉及到我们生物钟的系统,中心位于大脑当中一个叫下丘脑的地方,确切地说位于视交叉核(suprachiasmatic nucleus)。在这里,一小束神经细胞负责生成一种在身体里的以 24 小时为周期的韵律。

这些细胞受到由你眼睛发出的信号刺激,使它们能根据现在是一天当中的什么时候回应你周围不同层次的光和暗。这样会形成不同的激素水平、体温、脉搏和血压模式。这些激素当中的一种是褪黑激素,它是由大脑中响应降低光亮度到直接触发睡眠的松果腺释放的。

沙漏振荡器

这个系统在一种持续的韵律下继续运作,你入睡的几率随着醒着的时间越久而变得越高,反之亦然。

这两种系统必须一起运作才能产生夜间的好眠和白天的清醒。如果其中一种被破坏,就将出现一种不匹配的情况,睡眠质量也会大受影响。最常见的后果是,生物钟被打乱,我们将在后面的章节里继续讲到它的效果。

　　这两种系统在不同的人身上的表现也会稍有不同,这就解释了为什么有些人——他们被称为"百灵鸟"——早晨非常聪明伶俐,准备好行动,却不能够熬夜到很晚;而另外一些人——"夜猫子"①——起床后则需要缓和一下,但总是为夜间派对做好准备,并且经常是待到最后的人。

　　既然我们已经审视了正常的睡眠,那么下一章我们将开始探讨失眠。

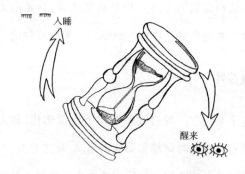

———————

① 原文是"猫头鹰"。——译注

3

什么是失眠

如果我们打算认真解决失眠问题，那么首先需要明确"失眠"这个词的含义，以此确保我们谈论的是同一件事情。我们每个人对于症状都有不同的忍耐程度，什么是"正常的"在人类经验中范围很广，一个人的慢性失眠可能对另一个人来说只是一觉没睡好。对一些人来说，睡足6小时是一件奢侈的事，所以当另一些人抱怨说他们从来不能不间断地一觉睡8小时，那些睡不足6小时的人就会想，这都是些什么大惊小怪的事呀。

我总是在自己的外科诊所看到这种针对症状的差异对待。另一个很好的例子是针对排便习惯的。一些人以为便秘是指排出像石头一样硬的粪便，而不是那些稀软的东西。另一些人，他们更接近标准答案，把便秘理解为去厕所频率的减少。但这里可能会产生更令人迷惑的地方。正常解一次大便（可笑的医学术语）的频率范围在一天解 3 次到 3 天解一次之间。因此，一个原本一天解 3 次的女人可能在频率变为每 24 小时解一次的时候就开始焦虑自己是否便秘，而一个 3 天解一次的男人则可能会在一个星期都没有解决过的时候，才考虑去咨询医生。

因此，重要的不仅是一种身体状况的事实定义，还有对于正常范围的知识和个体的常规模式。我们在寻找对于个体来说常态发生变化的情况，而非在寻找感觉上的标准描述：应该是比你通常的频率低，而不是比平均频率低。

失眠

如果我们从卫生间里的问题回到在床上睡觉的问

题,那么在我们谈论失眠的时候有许多不同的定义需要考虑。

失眠本身被定义为难以入睡、难以保持睡着的状态、醒得早,以及在获得足够时长和机会的睡眠并醒来后没有清醒的感觉。不过,它还能被进一步分类成短期失眠、长期失眠、原发性失眠和续发性失眠。把情况补充得再完整些,有些人早期失眠的时候只是入睡困难,而另一些人只要头一沾枕头就能睡着,却醒得极早,醒后再也无法入眠。对一些不走运的人来说,他们同时遭遇了这两种情况。

原发性失眠

原发性失眠影响了大约四分之一的失眠患者。它被定义为没有其他医学上、心理上或环境上的触发而导致的失眠。它必须持续一个月以上才能被确诊,并且需伴随入睡困难或难以保持睡着状态的问题。

什么导致了原发性失眠?

失眠领域的专家识别出了两个主要的原因。第一个是"认知性睡眠困扰"(sleep misperception)。这意味着尽管你认为自己不会获得多少睡眠,并且认为自己半个晚上都醒着,但实际上睡得像婴儿一样沉,也获得了你所需要的一切休息。第二种诱因,叫作"特异性失眠"(idiopathic insomnia),这种失眠看起来会发生在一些大脑在夜间无法"关掉"的人身上,他们的睡眠—苏醒周期(见第二章)遇到了问题。这种问题称为"过度觉醒"(hyperarousal),对于患者来说,显然这种觉醒不是在一个好的层面。

认知性睡眠困扰(misperception)

当研究者阿里森·哈维和妮可·唐于 2012 年发表了一篇与此有关的论文时,他们发现了 13 种可能的理由来解释这些失眠患者对于自己睡眠的错误知觉。以下是对这些理由的选登。

● 当我们开始迷迷糊糊的时候,有一段时期我们的意识和记忆交叠出现。由于这种混合,晚间看到钟的指针会让我们对睡了多长时间产生不确切的判断。

● 人们对于睡眠的启动有不同的感知,因此从关灯到睡着的时长也被过高估计了。

● 正在持续的心理压力会让我们放大生活中的其他令人困厄的问题,例如,缺乏睡眠。

● 我们无法精确地估计时间。

● 担心我们在夜间有多少时间醒着给了我们对于醒了多久的一个放大的印象。

● 患者认为他们频繁地短暂醒来实际上意味着他们整个晚上的大部分时候都醒着,但睡眠测试能够说明事实并非如此。

过度觉醒(hyper-arousal)

　　这是导致原发性失眠的头号原因,并且它意味着,比起安宁一晚上,患者的大脑似乎想要再次兴奋起来。用技术用语来说,他们的大脑在夜晚加剧了感官、信息和记

忆处理。如果这是你,你将会遇到如下典型症状:

● 对周围的噪音和温度更敏感。

● 反复思考白天遇到的问题,或者必须为第二天做打算。

● 非常清醒地知道一晚很差的睡眠会如何影响到第二天。

● 每晚入睡都有很大困难。

　　科学家发现在原发性失眠患者和不费吹灰之力就能睡得很熟的人之间找到的一整套物理学差异对以上这些问题都有帮助,这些差异包括:

● 增加的心率。

● 较低的睡眠褪黑激素。

● 略微升高的体温。

● 较高水平的大脑新陈代谢预示失眠患者的大脑此时更活跃。

续发性失眠

这是目前为止最常见的失眠形式，占据失眠病例余下的 75 个百分点。症状和罹患原发性失眠的症状一模一样，但原因却天差地别。续发性失眠由此可被认作是另一个症状的副作用。以下是一些主症：

- 疼痛症状：关节炎、头疼(例如偏头痛或紧张性头痛)、牙痛、背痛。

- 影响呼吸的症状：哮喘、慢性支气管炎、肺气肿、心力衰竭。

- 激素波动：甲状腺机能亢进、更年期热潮红、月经期及经前期综合征、怀孕。

- 肠胃失调：胃灼热、消化不良、反胃、食管裂孔疝。

- 精神健康问题：抑郁、焦虑、躁郁症、痴呆。

- 其他睡眠失调症状：不宁腿综合征、夜间痉挛、睡眠呼吸暂停、时差、倒班工作。

- 刺激物：酒精、尼古厂、咖啡因。

- 下类药物的副作用：血压药（如 alpha 及 beta 阻断剂）、高胆固醇药物（他汀类）、抗抑郁药物（选择性血清素再吸收抑制剂，如百忧解）、前列腺药物（坦洛新）、慢性肺部疾病药物（沙丁胺醇气雾剂及强的松龙片）。

　最后，但绝非最不重要的是……

- 你的伴侣：很多人挣扎着也难有一晚良好的睡眠，只因他们的伴侣打鼾、梦呓、磨牙声很响、或者频繁起夜。

　列表这么长，我们所有人都会或多或少经历其中的一些，看起来任何人能睡任何觉都是奇迹了。但这也同时意味着，通过治疗以上所列任何一项明显的触发因素，很多人都能轻松地处理他们的失眠症状。

失眠持续时间

　失眠还能通过发作时间的长短来分类：

- 暂时性失眠：仅持续数日的失眠。

● 短期失眠：持续不长于 3 周。

● 长期(或慢性)失眠：持续超过一个月。

　　原发性和继发性失眠都有可能是暂时性、短期或长期失眠。

　　这里对于定义的简短讨论应保证我们在谈论失眠一词的时候谈的是同样的问题。尽管这个词可以表示短短几晚让我们感到厌烦的症状,本书余下的章节主要是关于周期更长的、慢性的失眠症状,那种真的让我们感到不适、不能正常发挥机能的感觉。

失眠症状

● 每晚入睡前都要在床上醒着躺很长时间。

● 半夜频繁醒来。

● 每天都醒得很早,而且醒后无法再次入睡。

● 以上三者的结合。

● 感觉疲劳,且无法通过睡眠恢复精神。

　　在下一章中,我们将一探长期失眠会导致的一系列削弱活动能力的后果。

常见的误解

失眠是纯粹的心理问题。

不幸的是,尽管失眠能被焦虑和更严重的心理健康问题所触发,但糟糕的睡眠更多是由范围很广的生理原因(如关节炎或呼吸困难所致的慢性疼痛)所造成的。

4

去看医生

如果你开始因为你的失眠而感到痛苦，那当然应该去看下医生门诊，看医生是否能找到你产生睡眠问题的根源，他们甚至可能有减轻症状的妙计。

他们会问你一系列问题，用来归入或者排除不同的诊断，同时也会要求看一下你的药物记录，对你的饮食和抽烟习惯有个大致的了解。对他们坦诚一些，因为如果你向他们提供虚假信息的话，他们将没法帮到你。所以，如果你有在床上抽烟或者每天晚上豪饮的习惯，告诉他们。同样地,你可能会需要记下关于你的睡眠模式的笔记,甚至坚持记录一本日志,这样就能以尽可能最完整的方式理解在你自己身上发生了什么。

关于你的睡眠模式的问题

简单对你的医生说你是一名需要治疗的失眠患者是无法让他们进一步诊断的,所以准备好回答他们的一长串有关细节的问题吧。他们需要知道:

- 你什么时候关灯?

- 大约需要多长时间才能睡着?

- 在夜里第一次醒来的时候,已经睡了多久?

- 一晚上共醒了几次?

- 每次醒来能维持多长时间?

- 在早晨几点终于彻底醒过来?

- 白天睡不睡觉?

- 早晨几点离开床?

- 你是否做倒班的工作?

对这些问题的回答能让医生计算出你从关灯到早晨起床这段时间里真正处在睡眠状态的百分比。他们还会询问你是否打鼾,以及是否有任何人曾说过你在睡着时有过呼吸停顿。

关于你生活方式的问题

一些生活方式上的要素对帮助或破坏睡眠十分重要,包括:

● 你是否吸烟?

● 每日的酒精摄入量是多少?

● 在茶或咖啡里摄入的咖啡因含量有多少,以及何时饮用它们?

● 是否有使用街头毒品的习惯?

● 晚餐的分量以及几点用餐?

● 你每天的运动量有多大?

● 你在床上做些什么?

是的,他们会询问你那些显然的事情(因为这是被允

许的!),不过,更重要的是,他们会希望知道你关于使用
电脑、看电视以及是否有在床上饮食的习惯。

关于你的精神健康的问题

　　几个有关精神健康的问题——从工作压力或新近丧
亲,到全面的双向情感障碍——能够对你睡着并保持熟
睡的能力产生很大影响。

　　医生会想要询问你的紧张、焦虑和抑郁症状,他们可
能会让你填写一张经过设计的问卷,这份问卷是为帮助
诊断这些问题而设计的。

关于你的总体健康的问题

　　如果你正在找一位你了解的医生问诊,而这一点对
于诊断的连续性来说是最好的,他们会了解你病历的细
节以及你已经开过哪些处方。但如果你和你的医生刚认
识不久,他们就会特别向你询问是否有任何的疼痛症状

以及你用过的处方药或从药房里购买的药品细节,来帮助消除睡眠以外的这些症状。他们还会想了解你是否梦游,是否晚上躺在床上时有不宁腿症状,或是否会被噩梦惊醒。

接下来是什么?

一旦他们已经详细掌握了你的病例和睡眠历史,如果有任何你所说的话暗示你可能具有未确诊的影响睡眠的问题,他们可能会开始一项定向身体检查。一个可能的例子是男人的前列腺问题会让他每夜由于不得不频繁地起床小解而无法入睡。

血液和尿液检测也可能会被建议,有些可以被这些测验检查出来的症状同样会影响睡眠,例如甲状腺功能紊乱。最后医生很可能会让你在一两周内填写一份详细的日志,下次见面时再带来。

当能够把这些信息都汇集到一起时,他们会检查它,并和你一起商讨可选的治疗方案。

医生可能会建议什么?

如果有明显的触动因素被认为导致了你可怜的睡眠质量——这意味着你得的是继发性失眠——那你的医生会想要把源头治好,而非治疗症状,以期能起到改善你睡眠的效果。这些方法可能包括了治疗夜间关节疼痛的止痛疗法,或针对潜在抑郁的药物或心理治疗。

如果医生认为主要的问题是原发性失眠,那么治疗方案就会聚焦在解决睡眠问题上。在接下来的几章里,我们将梳理不同种类的处方药、心理疗法,以及能够治疗这种失眠的交替疗法,这些疗法的好处和副作用我们都会注意到。

然而,首先我们会讲到一些经过验证和测试的自助方法,这些方法可能可以帮助你在进行任何专门治疗,或把钱浪费在不起作用的成药治疗前首先解决问题。这些治疗方法旨在提高人们所说的"睡眠卫生"。很有可能你在床上有一些非常"不卫生"的习惯。

常见的误解

酒精能帮你获得一晚好眠。

很多人会在睡前喝一杯含酒精的"睡前酒"来帮助入睡。很多时候是一杯威士忌，但也可能是一两杯啤酒，或者几杯葡萄酒。尽管酒精的镇定作用确实能帮你正常入睡，但随着酒精在你体内新陈代谢，你的睡眠会变轻，导致更容易时睡时醒，或者醒来以后没精神。

5

睡眠卫生

　　这个听起来很奇怪的词和洗耳朵、清洁指甲缝或者如厕后洗手一类的事一点关系也没有——尽管就它们自身来说本来都是很重要的(尤其是最后一项)。睡眠卫生其实自始至终指的是你建立良好的日间和夜间作息规律,营造良好的卧室环境,这些将益于获得一夜良好的睡眠。好消息是遵循以下简单的"做"和"不做"的规则,你那可怜的睡眠质量就能有大幅提高。

做这些

● 理想情况下,每天都在同一个时间睡觉和起床,这样能使你的身体进入一个不错的节律。

● 如果可能的话,每天早晨有规律地做些运动。每天花上 30 分钟时间加速你的脉搏是很理想的。这包括了出门遛狗,用爬楼梯代替坐电梯,早一两站下公车或地铁,然后再走完剩下的路。这并不意味着你必须加入健身房锻炼、游泳或慢跑——尽管如果你喜欢穿着运动服做些锻炼的话,以上这些明显都是很好的。

● 确保你有充分时间暴露在室外自然光线下,或在冬天的时候室内有足够明亮的灯光,尤其是在傍晚。这一点同样对建立你身体的日夜节律很有帮助。

● 调整你的卧室温度直到恰到好处,太热你会感到烦躁,不停地掀掉被子,太冷你会不停地加被子、羊毛毯,还要穿袜子。

● 只用你的卧床来休息和做爱。如果你在床上喝茶、
看电视或电影,或者做办公室里没做完的工作,那么
你将两者都难以完成(而且你也不太会在做爱时用
羊毛毯或羊毛袜把身体裹起来,这也是另一个为什
么卧室温度需要调到恰到好处的原因)。

● 保持卧室足够的暗度,帮助你更好地入眠,把窗帘放
下来,夏天如果需要的话,关上百叶窗。

● 保证卧室的安静,这样它能有一个宁静的氛围。如
果你住在一条喧嚣的路上,可能的话,睡在你房子或
公寓背对马路的那一侧。需要时用耳塞来防止被噪
音吵醒,也许还能挡住你另一半打鼾的声音。

● 在即将上床前做一些放松练习,听听舒缓的磁带(或
者播客)。

● 试着用一个热水澡或用按摩来放松肌肉和心灵。芳
香的蜡烛或香薰精油可能也有帮助,只要你别把燃
着的蜡烛留在那儿点燃了整间卧室就行。就寝前喝
一杯温热的牛奶类饮品。

不做这些

● 永远不要在入睡前做运动，那样你会变得汗涔涔，而且体内充满肾上腺素和内啡肽。

● 不要成为"电子失眠"的受害者，包括在睡觉前玩电子游戏、上网、回邮件、观看让人肾上腺素上升的电视节目或电影。他们会让你之后很难再把身体的频道调回来。

● 不要在睡觉前坐下来开始和你的爱人进行要紧的讨论或打电话，尤其是可能会引起争议的或看起来会导致吵架的那种话题。

● 晚餐后避免咖啡因——远离咖啡、茶，或巧克力条，除非它们被明确标明"低咖啡因"。

● 不要在夜间饮用含酒精的饮品，也不要用酒精入睡。它会导致你早晨很早醒来，而且，如果你喝得稍微有点多，会让你半夜起来上厕所，早上还带着宿醉的感觉。

- 不要在睡觉前抽烟,或在床上抽烟。尼古丁是一种兴奋剂,会让你一直醒着,而且香烟和香薰蜡烛一样,是引燃物。

- 永远不要在床上看电视,这会毁了睡眠和激情,还让你打破了上述只用床来睡觉和做爱的黄金定律。

- 别带着太空或太满的肚子上床。不消化和饥饿的折磨从来都不能帮助放松。

- 永远别吃别人的安眠药或任何别人为达到此类目的而拥有的药物。

- 晚上永远别在电视机前小睡或打瞌睡,这样真会打乱你的生物钟。

- 别试着强迫自己去睡觉。这样只会让你更清醒,你的思维会不断提醒你自己现在还醒着。

- 睡不着的时候别在床上躺超过20到30分钟,否则你会对自己缺少睡眠这件事更绝望。起床,去另一间房间,读一会儿书或做一些安静的练习,或者喝一杯牛奶之类的饮品再去睡觉。

- 别用那种带荧光的闹钟正对你,它一整晚都在提醒你现在几点了。把它背过去或者放到床下。让它一边待着去吧！一个持续不断提醒你睡得有多"少"的物品没法帮你的大脑安顿下来让你睡着。

6

失眠的药物治疗

药物能在治疗失眠时以备不时之需。在本章中，我们将会看到专门为了使人入睡而设计的药物，也会看一看其他那些不是特意为了治疗失眠，但可以作为达到其他目的的副产品来起到帮助睡眠效果的药物。

安眠药的历史

说到失眠，这是一种很常见的问题，我们的祖先早在法老时代就开始研制帮助睡眠的药物,这并不令人感到惊讶。埃及人和希腊人都曾被认为使用了鸦片作为处理睡眠问题的方案,珞巴人则用包括曼德拉草(这种草的使用剂量有严格的讲究,超过剂量你将再也不会醒来)在内的草药来解决问题。

然而,直到19世纪,药物才发展到能够大批量生产以供更多人使用的程度。19世纪初,主要的失眠药物是水合氯醛,它通过压迫中枢神经系统的功能来诱导睡眠。它被罪犯当成"昏迷药"来使用(如声名狼籍的米奇·芬①就是用来做这个的),有一些著名的人物把它用于治疗,如弗里德里希·尼采和玛丽莲·梦露。

20世纪早期,有一类叫作"巴比妥类药物"的新药成为了新的治疗睡眠问题的选择。它不但帮助人们入睡,还能帮助人们缓解压力、焦虑和兴奋。不幸的是,这类药很容易致人上瘾,因此很快它们就在大范围内被滥用了。巴比妥类药物在使用过量的情况下也有较高的致死风

---

① Mickey Finn,又可直接称为 Mickey,是一种致人丧失行动能力的药物。

险,当患者把它们和酒精一起摄入时,这一特点变得尤为常见,因此现在人们已经很少在药物中使用它们了。

还有一类主要的失眠药物,它们是从上世纪开始面世的,苯二氮平类药物,就是这种药真正占有并垄断了市场。像羟基安定、硝基安定以及安定类药(更多的时候以替马西泮胶囊、安眠药和安定的名称为人所知)不仅为治疗失眠,同时也为治疗如焦虑等精神症状而被重度使用。它们现在还在被广泛使用,后面我们会更仔细地考量它们。

最后,还有最近才刚刚被生产出来的药,它被称为"Z类药物",就像它的名称所显示的那样,佐匹克隆和唑吡坦,都是以字母 Z 开头的。

苯二氮平类药物

自 20 世纪 60 年代起,这类药物就是处方药里最容易被医生开来用于治疗失眠的药物,它们也被用来治疗焦虑和恐慌症。苯二氮平类药物分为短期有效和长期有效两种:短期有效的药物主要作用是帮助睡眠,因为它们的药效维持到早晨就退了,长期有效的药物帮助人们解决焦虑问题。这类药物里最常被当作处方开具的是羟基安定、硝基安定、氯羟去甲安定和氯甲西泮。

它们如何起作用?

它们通过提高大脑当中一种叫作"伽马氨基丁酸(GABA)"的化学传递介质的水平来起作用。当这种传递介质依附在大脑神经细胞的神经细胞上时,它们降低了这些细胞中的电刺激水平,导致一种高剂量的平静和镇定感,从而使人入睡。

有没有副作用?

主要的副作用是嗜睡,在后面的几天里你会感觉到眩晕。它们也可能导致身体摇摆不定,记忆力和注意力上的问题,以及心情烦乱。

它们也是高度致瘾的,40%每天服用它达6周以上的人会变得不知不觉对其依赖。依赖的症状包括:

● 渴望服用它们

● 需要更高的剂量来达到相同的效果

● 不服药时感觉很差

● 停药时症状反复

这些反复症状对有些人来说出现得很快，通常 48 小时内就出现了。你也可能会经历如下症状：

● 失眠

● 烦乱

● 晕眩

● 闻到金属气味

● 视线模糊

● 焦虑

● 腹部疼痛

● 呼吸短促

● 痒

事实上，它们能影响你身体的任何部分，在好几种情况下，甚至影响你全身。要是你身上的症状出现反复，就应该去看医生，在那里获得治疗的帮助。

总体来说，这类药只能在你觉得无可避免地需要时才能给你开一小段时间的剂量。如果你的年龄超过 60 岁,或者怀孕了,或者在哺乳期,除非作为最后手段,不然不建议服用这种药物。

Z 类药物

正如我已经说过的,这类药叫这个名字是因为组成它的成员的名字都由字母 Z 开头:

● 扎来普隆

● 唑吡坦

● 佐匹克隆

它们如何起效?

尽管它们和苯二氮平类药物有着不同的化学结构,但都是利用我们前面已经提到过的大脑中的化学物质 GABA 来起效果。它们在 20 世纪 90 年代得到研发并投入试用,用以克服苯二氮平类药物导致的一些相关问题,如很多人在服用后的第二天感觉到晕眩、宿醉等。

它们都有较短的半减期(这是一种科学度量法,指的是你的身体把这种药物在你血液里的量从初始剂量减到它的一半所需要的时间),这意味着它们会在你的体内循环系统停留较短的时间,药效也减弱得更快。下表比较了Z类药物和苯二氮平类药物的半减期。

助眠药物	半减期
扎来普隆	1 小时
唑吡坦	2-3 小时
佐匹克隆	5 小时
羟基安定	8-9 小时
氯甲西泮	11 小时
氯羟去甲安定	12-16 小时
硝基安定	29 小时

有没有副作用?

Z类药物的副作用比起苯二氮平类药物来更少。你可能会遇到的最常见的问题包括:

● 胃部不适

● 嗜睡

● 皮肤刺痛

● 记忆和集中注意力上的困难

处于孕期和哺乳期时最好避免这类药物,患者连续服用不宜超过 4 周,因为它们也有高度的致瘾性。当你停止服药时,它们可能产生和停止服用苯二氮平类药物相似的反复症状。

如果你服用以上任何一种助眠药物超过 4 周,或者产生症状反复的情况,就应该去你的医生那里,和他讨论一个详细的应对症状反复的治疗计划,这个计划应能帮助避免不必要的症状,并帮助你安全地摆脱它们。

其他处方药

由于我们迄今为止提到过的助眠药物都有不可避免的上瘾风险,你的医生可能会建议你尝试其他药物,那些药物一开始可能不是为应对失眠而设计的,但确实能帮助你入睡。

抗抑郁剂

　　这组药物被认为是特别有用的。尤其当你的失眠是由心情低落、压力或焦虑引起时,它们会很有帮助,并且它们有一个最大的好处是不会让人上瘾。

　　有两种主要的抗抑郁剂被用来治疗失眠:三环类药物(如阿米替林、度硫平和曲唑酮)和米氮平。它们都会在第二天产生一点宿醉的效果,亦即在你醒来后的一至二小时内会感觉困倦,但大多数人很快就会从这种感觉中恢复,而且只要第二晚提前一小时服用当天的剂量,就能把这种症状减到最轻。

　　说到副作用,以下这些一两周后也会减退:

三环类药物	米氮平
口干	便秘
视线轻微模糊	口干
小便变慢	胃口增大
便秘	体重增加

抗组胺

这些抗过敏药物有两个品种:嗜睡型和非嗜睡型。猜猜怎么着？是那些嗜睡型的药能帮助入睡。

这些药物能直接在药房买到,它们都有自主品牌,最有名的是 Nytol、DreamOn、NightCalm(苯海拉明)这些牌子。它们也能从你的医生那里开处方,作为不会引发上瘾的助眠药替代品。

苯海拉明是这些药物中最常见的,医生可能也会开给你羟嗪或异丙嗪等药。

如果你怀孕了或在哺乳期,或者你的肝脏有问题、眼睛有开角型青光眼,那这些药就不适合你了。它们的副作用包括:白天瞌睡,头疼,口干以及视线模糊。但它们是不致瘾的,大部分人都能接受。

常见的误解

助眠药物对身体没有坏处。

尽管这些药物在治疗人们失眠时有一席之地,还是应该严格控制对它们的使用。美国有过一次大规模的研究，发表在 2012 年的 BMJ Open 期刊，研究发现每年服用至少 18 次助眠药物和上升的死亡率之间有着一定的联系，这让那句老话"想睡个好觉想得要死"有了一种全新的含义！

7

交替疗法

　　鉴于那些能治疗睡眠问题的处方药具有致瘾性和可能的副作用,你可能会想尝试一些补充或交替疗法,这些疗法被建议用来帮助解决失眠问题。在这一章里,我们将看到其中最常被提到的一部分,看一看它们是否真的起作用,以及它们中的任何一种有没有可能引发潜在的副作用危害。有一种常见的误解认为这些疗法都是无害且可爱的,因为它们"天然"和有机。可惜,它们实际上仍带有需要被重视的风险。

针灸

这是什么？

针灸是一种起源于古代中国医学的疗法。它认为，人体内的失衡是导致疼痛和疾病的原因，更确切地说，是由于身体内一种称为"气"的能量流动被堵塞所致。

针灸师一般会使用一项身体检查来评估你的个体问题。接着他们会把一种非常细的针戳进你身体上特定的点穴位以释放能量，继而改善你的症状。

它如何起作用？

人们相信它既能帮助解决原发性失眠，也对继发性失眠有效，尤其是如果这种继发性失眠是由疼痛或者和压力相关的问题引起的，就更是如此。针灸被认为是通过刺激神经以释放一种叫"神经递质"的化学信息来达到效果的。在大脑中的特定区域，这些"信使"产生一种让人平静、放松的效果,同时减轻疼痛。

它真的起作用吗?

有些研究表明它能够直接帮助睡眠,但这还不是结论。不过,也还没有明确的证据表明它会产生有害的副作用。

香薰疗法

这是什么?

香薰疗法被它的倡议者描述为使用从不同植物的花朵、叶子、根茎和树皮中提取的天然精油来提升人的生理和精神幸福感的疗法。这些所谓的精油可以用来香薰,也可以通过涂抹在皮肤上来达到效果。

哪些油被用来改善睡眠?

两种最被推荐的用来对付失眠的香薰精油是洋甘菊

和薰衣草。其他如迷迭香、葡萄柚、柠檬和薄荷等则需要避免,它们的刺激性太强了。

如何使用它们?

有这么一些使用它们的方法:

- 滴一些在床边的棉球里
- 睡前的热水浴里滴几滴
- 直接滴在皮肤上并按摩
- 在床上用品上喷雾

洋甘菊还能被当作花草茶来饮用。

它有效吗?

可惜,尽管有些证据表明香薰疗法能令人感到放松从而诱导睡眠,但目前还没有凭据证明它确实能治疗失眠。不过,也没有证据表明它能产生任何坏处。因此,如果你入睡有困难的话,尽管它绝对值得你一试,也别期待奇迹。

褪黑激素

这是什么?

褪黑激素是一种在许多植物和动物身上找得到的天然激素,它在大脑的松果腺内作为睡眠—苏醒周期的一部分被制造出来,在那里,它负责引发睡意。松果腺在白天时不活跃,但日落天黑后,它的开关就被打开了,褪黑激素的水平随之上升。由于这个身体内的自然效果,很多人以为通过服用药片状的褪黑激素可以帮助解决睡眠。

如何服用它?

既有直接的褪黑激素药片,也有褪黑激素的口服含片,可以在舌下含化。无需处方,你就能在很多药店和健康食品店里买到它,你也能从医生那里买到。

有没有副作用？

它可能引发一些副作用，最为人所知的有：

- 头疼

- 晕眩

- 嗜睡

- 易怒

- 胃部不适

在孕期或哺乳期服用褪黑激素并不安全。

它有效吗？

猜猜怎么着！还没有足够的证据提供确凿的结论。然而，有些现象显示它能帮助一些人更快地入睡，对倒时差也有帮助。尽管如此，仍然不应连续服用它超过13周。

缬草属植物

这是什么?

缬草属植物是一种草药补充剂,来自一种在欧亚普遍种植的多年生植物。这种植物自古希腊罗马时期开始就被作为药物使用,古代医师希波克拉底和伽林都提到过对它的使用,尤其是把它作为治疗睡眠问题的镇静剂的这种用途。

它如何起作用?

它的有效成分被认为是缬草酸,缬草酸对大脑细胞中的 GABA 接收器起作用,这也是助眠药物发挥疗效的目标位置。

如何服用它?

有药片状的,也能作为一种茶来饮用。

有没有副作用？

不幸的是,任何针对缬草属植物的研究都没被贯彻执行超过 28 天,因此还无法知道它有没有长期的危害。不过,短期来看,除了头疼和可能无法避免的嗜睡,它摆脱了大部分的副作用。

还没有可靠的数据表明在孕期和哺乳期使用它会有什么状况,因此大部分制造商认为在这些情况下它应被尽量避免。

它有效吗？

有些人赌咒发誓说它有效,不过官方的看法是目前还没有证据能支持它成为一种治疗失眠的疗法。

常见的误解

草药或非处方药比医生开的处方药更安全。

许多草药治疗法有相当严重的副作用,并且如果你怀孕或正在哺乳,或者你非常年轻或年长,那么它们都有

可能对你有害。它们也可能会和你已经服用的其他药相
互作用。最好的方法仍是在服用任何非处方药或中药草
前,咨询你的医生或药剂师。

8

失眠的心理疗法

如果你患有继发性失眠,并且你的失眠是由于沮丧或焦虑引起的,那么有很多种心理疗法能帮助你。不过,对于原发性失眠最有用且被研究得最透彻的心理疗法则是认知行为疗法(cognitive behavioural therapy,简称 CBT)。

事实上,我们很有必要充分利用这个声明来炫耀一下,目前为止,认知行为疗法是现有的所有治疗失眠的方法里(包括服用药物和替代疗法)最好、最有效、最少伤害(零伤害且无副作用),同时也是最个性化的。

　　简言之,如果你无法入睡,并且你的失眠的确让你感到沮丧,那你还不试试认知行为疗法就是犯傻了。

它如何起效?

　　认知行为疗法通过改变你对事物的想法(这部分是认知)以及你对这些想法的反应(这部分是行为)两方面来起作用。这种疗法只和当下的情况有关,而不用回溯你在过往中可能导致你经历目前症状的事物。它同样能被用来帮助人们解决很大一部分其他问题,诸如沮丧、焦虑、惊恐发作、慢性疼痛和强迫症。

　　针对失眠的认知行为疗法很简单,由有限的几个疗程组成(通常是6到8个不等),使用心理和行为疗法,并伴随舒缓技术和睡眠卫生教育,以达到改善睡眠的效果。

　　认知行为疗法的目的是改变你生活中"鼓励"那可怜的睡眠质量持续下去的因素。举例来说:

● 认知因素,如烦恼,关于睡眠的无益的或不切实际的信念及期待。

● 行为因素,可以包括不良睡眠卫生的任何方面。

● 生理因素,如精神和肉体的紧张,以及过度觉醒(参
见第三章)。

(来源:C.Morin 和 R.Benca 著《小刀》(*Lancet*),2012 年)

对失眠来说,认知行为疗法的过程中发生了什么?

认知行为疗法有两个组成部分:

● 治疗课程。在此期间你的治疗师会慢慢了解你,讨
论你的问题,掌握你的进度,在你觉得困难的时候向
你建议能帮助你向前推进的办法。

● 疗程期间的作业。以下常用的练习能帮助你睡得
更好。

睡眠日志

治疗师不仅会和你谈论有关你睡眠困难的问题,以

此获得对你的症状的了解,还会通过让你填写一份详细的睡眠日志来获得一些客观的证据。这将会给他们留下关于你失眠的事实和数据,你能用这些来计划你的治疗方案并监控你的进度。

你得在大约两周内每天保持记日志的习惯,日志中记录的细节包括那些你第一次咨询医生的时候他们可能会问你的那些问题(参见第四章):

● 睡前最后一次饮用含咖啡因饮料的时间

● 睡前最后一次饮酒的时间

● 当天的运动量

● 上床准备睡觉的时间

● 关灯的时间

● 入睡用了多长时间

● 夜间醒来的次数以及醒了多久

● (早晨)几点醒来

● 几点起床

● 对你睡眠质量的等级评价

刺激控制

这里的观念是鼓励你只把上床和睡觉(或性爱)联系起来,阻止你从事任何其他通常会刺激你大脑的活动。

因此,治疗师不仅会与你讨论睡眠卫生的良好模式(参见第五章),还会鼓励你特别明确以下几点:

● 只在你觉得疲劳的时候上床。

● 避免在床上看电视、上网,或者吃东西、喝东西。

● 如果半小时后你仍醒着,起床去另一个房间。

睡眠限制

尽管要限制一名失眠者的睡眠看起来有点残酷,但这种疗法正是要这么做,并且它看起来很有效。你会被限制在每晚只能睡那几个小时,具体时数取决于你的睡眠日志上所反映的你的通常睡眠量是多少。一个典型的计划,如果使用 5 小时作为你的限度的话,会包括以下几点:

● 在午夜时上床睡觉,不要早于午夜。

● 白天不能打盹。

● 设定一个凌晨 5 点起床的闹钟，无论你睡得有多不好。

● 如果你在夜晚醒来或无法入睡，在床上待 15 分钟。如果还没有好的感觉，起床，到另一个房间去，在你觉得想睡觉的时候回来。

● 随着你睡眠情况的好转，治疗师会逐步提高你被允许的睡眠时数，以每周 15 分钟的量递增，最后达到你能睡足一整晚的水平。

　　这对大部分人来说就和听上去的一样困难，而且无疑会使你一开始就十分动摇。但如果你能坚持它，就会开始获得质量有明显提升的睡眠，久而久之你的生物钟会重新设定到一个较好的模式。不过，这个过程可能需要几个月来完成。

预防复发

　　这些疗程很重要的一个方面是鼓励你对失眠的复发保持高度警觉。回到坏习惯中去是很容易的，因此，如果事情开始下滑,你的治疗师会教你再次开始控制刺激,如果这还不起作用的话,睡眠限制也要再度启动。

认知行为疗法对原发性失眠有用吗?

当然有用！研究表明 70%–80% 经历此种疗法的人在他们的睡眠中至少得到了某种改善,其中 40% 的人报告说他们已经"被治愈了"。

平均来说,用认知行为疗法治疗的人发现他们的入睡时间大约比以前提前了半小时,睡着的时间也延长了大约半小时。

不过,关于这种疗法真正的好消息是,这些有益的效果是能够持续的。6 个月后被回访的人说他们的睡眠质量仍比以前好很多。

认知行为疗法对继发性失眠有用吗?

照旧,答案还是 Yes！患有一些能导致失眠的生理

或心理健康问题的人在认知行为疗法的帮助下改善了他们的睡眠。这些问题包括:

- 抑郁

- 纤维肌痛

- 慢性疼痛

- 癌症

通过认知行为疗法得到的睡眠质量改善的效果在继发性失眠和原发性失眠上是差不多的。

常见的误解

睡眠障碍很难治疗。

幸好,它们是可以被治疗的,最有效的治疗方法是保持良好的睡眠卫生,再加上认知行为疗法。不过,这些都不是一夜间就能起效的,如果你想抖掉失眠这个包袱,就得下点功夫。

9

轮班工作和时差

过去只有纽约会被描述为"不夜城",但在 21 世纪,发达地区没有哪一个角落缺少能供商业昼夜不停运转的城市。同样,那个只有为紧急事件提供基本服务的工作人员需要有规律地上夜班的时代也一去不复返了,那时过了午夜还在外走动的只有喝得酩酊大醉的等出租车的人,或者出租车司机自己。现在你能利用零碎时间上超市购买一周所需的东西,给你的汽车加油,还能在回家的路上捎上点快餐。当然,你还能全天候在线购物,或在网上和朋友聊天。

不仅如此,现在坐飞机旅行比我还是个男孩的时候也要容易和便捷得多,世界上没有哪个地区是人们坐飞机到不了的,这意味着我们很可能得拖着自己的身体穿过比过去任何时候都多的时区。简单地说,我们把自己的生物钟搞得越来越乱了,而我们的睡眠痛苦是其后果之一。

轮班工作

轮班工作会造成特殊的问题,因为这意味着在你的生物钟希望你在黑暗里的某些时候,你实际上却暴露在亮光下。这不仅发生在你晚上熬夜、白天睡觉的时候,同样发生在你为了上早班而在天还没亮时就起床的情况下。考虑到人们认为在工业化国家约有20%的人使用这种倒班模式,与此相关的睡眠失调也就十分常见了。

轮班睡眠失调

　　和你的生物钟作对,在晚上熬夜而在白天补觉一定会意味着你在白天经受着睡眠剥夺,而工作时又要挣扎着保持清醒。它还会打乱你的激素水平、你的体温,以及你的消化系统。这些都只有当你在规律的昼夜生活模式下才能最好地运作。并非所有做轮班工作的人都会受到严重影响,但经历某些症状的可能性很大。

它会如何影响你

　　最常见的轮班睡眠失调的症状如下:

- 失眠

- 醒着的时候嗜睡

- 头疼

- 易怒

- 容易发生事故

- 更高的病假率

你能做些什么来帮助自己

办法就是一旦你从轮班工作中回到家里,就把睡眠置于最优先的位置。避免像电视、网络、电子邮件等让你分心的东西,告诉家人和舍友帮助你营造一个安宁的日间环境。

可能帮到你的特定建议包括:

- 睡前洗个放松的澡。

- 睡前别做任何剧烈运动。

- 买一些能遮光的窗帘来保持房间的暗度。

- 确保室内温度刚好。

- 备一些能隔绝噪音的耳塞,关掉你的手机,请你的邻居和家人将外部噪声控制在最小程度。

- 别空着肚子上床,所以在上夜班的时候吃点东西,但是要避免难消化的、油腻的或辛辣的食物,最好把水果而不是巧克力当零食。

- 避免在临下班时喝太多咖啡,喝足够多的水来保持体内充足的水分。

● 工作间歇试着打几个盹。

● 当轮班工作结束时，小睡一会儿，当晚早点上床。

时差反应

时差反应发生在你乘坐长途飞机到达的目的地和你的出发地位于不同时区的时候。整个世界被分隔成 24 个时区，根据哪些时区所在地面朝太阳，当一部分地区是白天的时候，另一些是夜晚。举例来说，伦敦正午 12 点的时候，夏威夷是凌晨 2 点。

导致时差反应的不是飞行的长度，而是你所跨过的时区距离。从伦敦南部飞往塞拉利昂共和国弗里敦的 6.5 个小时不会导致时差反应，因为这两个城市在同一个时区，但同样距离从纽约到伦敦的飞行要跨过 5 个时区，这就必然会导致时差反应。

时差反应的症状

由于时差对你的生物钟造成的效果和做轮班工作是

一样的,其引起的症状也很相似。症状的严重程度取决于你跨过的时区数,出发和到达的时间以及旅行的方向(往东比往西更严重)。症状通常包括:

- 失眠

- 易怒

- 注意力不集中

- 疲倦

- 消化不良

- 混乱的排便习惯

- 头疼

打败时差

真正克服时差引起的症状需要的时间可能是每越过一个时区就要多花一天。然而,有些经过测试的手段能将时差反应减到最小,而不让它太过影响你的旅行。

- 在你感到精神清爽的时候开始你的旅程,因此起飞前的几个晚上睡睡好。

- 如果可能,在你的行程中间设置中途停留,这能让你逐步适应时区带来的变化。

● 通过喝大量的水和软饮来保持身体水分。避免酒精和咖啡因,它们还会打乱你的睡眠模式。如果你乘坐的是夜间航班,试着和平时一样正常睡觉。耳塞和眼罩可能对此有帮助。

● 当你抵达时,第一晚试着睡至少 4 小时。这被认作"停泊睡眠",会帮助你适应新的节奏。

● 试着在你抵达的地方入睡前洗个热水澡,帮助你放松。

● 避免助眠药物,尝试用上述更自然的方法取得效果。

常见的误解

飞行时坐头等舱能够防止时差。

尽管在宽敞的头等舱里平躺肯定比在局促的经济舱里坐直了睡觉更舒服,但你们还是会跨过同样数量的时区,不管你为机票付了多少钱。因此,你遭遇时差症状的风险和那些少花了钱的人仍是一样的。

10

阻塞性睡眠呼吸暂停

什么是睡眠呼吸暂停?

希腊语词汇 apnoea 的字面意思是"停止呼吸",而这就是每晚多次发生在患者身上的症状。据信,在睡眠呼吸暂停(OSA)发生时,颈部肌肉和软组织暂时萎缩,阻止空气进入气管(嗓门)。如果这种呼吸暂停每次达到或超过 10 秒,那它就可以被归为真的呼吸暂停,如果此时的空气吸入量只是部分减少至 50% 或以上,并达到 10

秒,那这种症状被称为呼吸不足。

有哪些症状?

在阻塞性睡眠呼吸暂停的案例中,呼吸停顿往往是由和患者分享同一张床的人最先注意到的。他们常会因为曾见到患者呼吸停顿而担心其有一天会无法重新恢复正常呼吸而带其去医院。由于这种呼吸暂停在严重的案例中会发生每小时多达 30 次,对患者的伴侣来说,一晚的情节就足够让人担心的了。伴有阻塞性睡眠呼吸暂停的人常常也是打鼾很大声的人,因此他们的伴侣很有可能被吵醒,并亲历所有这些呼吸停顿。

除了在夜间呼吸停顿,如果你患有阻塞性睡眠呼吸暂停,有一些白天也可能会影响到你的典型症状。它们包括:

● 感到非常嗜睡,很容易睡着。

● 醒的时候,喉咙痛或干。

● 记忆和注意力都很差。

● 晨起头疼。

● 易怒,并且坐立不安。

● 心情不佳,焦虑或沮丧。

● 对性生活兴趣不大,(男士)可能阳痿。

● 血压升高,心脏病和中风的风险增加。

什么导致了阻塞性睡眠呼吸暂停?

　　和许多身体状况一样,导致阻塞性睡眠呼吸暂停的原因也不是单一的,那些将你置于更高风险的正是在医疗行业称为"多因子"的那些东西。然而,其中三项并不让人感到意外地位列于几乎所有导致我们不健康的因素列表上——那不神圣的三位一体:吸烟、肥胖和酒精。

　　其他因素包括:

● 个人体质

● 人届中年——阻塞性睡眠呼吸暂停最常见于 40 岁以上人群

● 粗脖子,双下巴

● 服用安眠药或其他导致镇静的药物,如抗组胺

● 更年期,激素变化导致的喉部肌肉松弛

● 家族中有阻塞性睡眠呼吸暂停病史

● 糖尿病

● 鼻塞

如何诊断?

在医生的诊疗室

医生最初会希望从你那里了解到关于你症状的历史,最好还能从你的伴侣那里获得一些额外信息,毕竟她/他是亲眼看到你呼吸停顿的人。医生还会替你做一次常规体检,对你的心脏、循环系统、呼吸系统、舌头和脖子进行检查,并秤一下你的体重,对你的身体质量指数(BMI)有个大概的了解,以此判断你是否属于肥胖症患者。

与此同时,他们很可能还会让你带走一张问卷回去

填好后下次带来,或者是在你会诊时就把它过一遍。问卷是关于阻塞性睡眠呼吸障碍患者在日间的症状的,医生会依据一种被称为嗜睡量表的标准给你打分。

这张量表是由澳大利亚医生莫瑞·约翰斯(Murry Johns)于20世纪90年代早期开发的,它被用来检查阻塞性睡眠呼吸障碍患者在白天的症状。对于量表上问题的回答(题目见本章末尾的表格)产生一个分数,医生能从中了解你的症状的严重程度,并判断出你患有阻塞性睡眠呼吸障碍的概率有多大。

最后,他们可能要求你做一个检查甲状腺功能的血液测试,因为一个功能减退的甲状腺会让人感觉疲劳,也可能是增重的因素之一。

一旦他们手上有了你的所有测试结果,就会告诉你患有阻塞性睡眠呼吸障碍的可能性,或者他们是否认为有别的原因导致你出现这一问题。如果结果是你真的患有阻塞性睡眠呼吸障碍,那么下一步就是转到医院的睡眠门诊作进一步的调查。

在睡眠门诊

门诊的医生和护士会和你一起再过一遍你的症状和已经从你原来的医生那里传送过来的检查结果。接着，他们会为你安排一项更细致的检查，以此知道在你睡着的时候发生了什么，这项检查通过帮你预约隔天住院，或是提供给你必要的家用测量器具来实现。

如果你住院的话，就会被安排进行一项名为"多导睡眠描记"的检查。这个夸张的词涵盖了多项无痛并且同时发生的检查，当你在睡眠门诊的一个单元里睡觉的时候，工作人员会实施它们。你会通过安置在你头部和全身的电极、绑带和探针等接通到各种器具上。这些器具会记录你的脑电波、肌张力、胸部运动、心律、氧气含量水平、鼻腔气流，以及你呼吸和打鼾时的声音等。

一旦结果得到分析，就会得到一个体现你的症状严重程度的分数，适当的治疗方案将在此基础上制定——几乎立即就能制定出来。

如果是在家测试，你会被送回家里，带着一套比医院里用的设备简易一点的器具,该器具也足以使睡眠专家读出你睡觉时的氧气含量水平和心律,呼吸探测仪还能告诉他们你的呼吸暂停次数及其持续的时长。

他们会使用这些信息来制定治疗方案,不过,如果他们认为在家测试的结果不具有决定性,那就仍有可能请你入院接受多导睡眠描记测试。

阻塞性睡眠呼吸暂停的治疗方案有哪些?

生活方式建议

一如既往地,你有很多可以用来改善自己症状的办法。对于阻塞性睡眠呼吸暂停,以下三点老生常谈依然适用:

● 降低酒精摄入量

● 减重

● 停止吸烟

事实上,如果你做到了上述全部,那么不仅睡眠质量会提高,而且整体的健康状况也都会得到改善。所以,为什么不试一下呢!

持续正压通气

你不能一个人做这件事,因为它需要医院提供给你一套奇特的设备带回家,并在每天晚上睡觉前系上。尽管这有可能看上去有点乏味,但它确实能对患有中度或严重阻塞性睡眠呼吸障碍的你的睡眠质量产生奇妙的效果,并且让你白天的感受也变得和以前大不相同。此外,它还会改善你的血压和降低大约 40% 中风风险,降低大约 20% 的心脏病并发症风险——到处是好消息。

这个面具提供持续的压缩空气流,能阻止你的喉部组织关闭。一开始你会感觉不适应,不过希望你还是坚持下去,效果会随着时间而增加,诸如鼻塞、头疼和肠胃胀气等副作用也会得到解决。睡眠门诊的工作人员会很乐意在你使用器具碰到困难的时候帮助你。

下颌前置夹板

如果你只是有轻微的阻塞性睡眠呼吸暂停或严重的

打鼾问题,那么这个简单的设备(有点像美式橄榄球运动员戴的护齿牙套的特异版本)能帮助到你。晚上睡觉前,你将它放到嘴里,在睡眠过程中,它会使你的下巴和舌头固定在向前的位置,这样就可以保持你的导气管始终打通,使呼吸变得容易并减轻打鼾症状。

你能从多个网站购买到它,然后自己铸模,或者——这是最好的,如果你已经做过一些牙科方面的治疗,例如牙桥、牙套或牙冠——你的牙科医生可以为你再做一个下颌前置夹板。

艾普沃斯量表问卷

在以下日间场景中,你有多大的可能打瞌睡(和只是感到累了形成对照):

0 没可能

1 轻微概率

2 中等概率

3 高概率

日间场景	分数
坐着读书	
看电视	
在某个公共场所悠闲地坐着(如剧场或会场)	
乘坐在一辆要连续开 1 小时的车里	
在环境允许的情况下,午后躺下休息	
坐着和某人说话时	
午餐后安静地坐着,没有饮用含酒精的饮料	
乘坐在小汽车内,在路途中停了几分钟	

完成问卷后,你将得到一个 0-24 之间的分数。医生会根据分数来判断你的症状严重程度。

0-10 正常

11-12 边界线

12-24 严重

11

睡眠和青少年

作为两名青少年的父亲,我习惯了看到他们在双休日中午才下楼吃早餐,到了下午茶时间还穿着睡衣。而在上学日早晨,尽管他们很擅长用闹钟把自己叫醒,但看起来总是比我糟糕(这一点并不容易,我可是已经步入中年了)。他们睡眼惺忪地到处找冲凉用的毛巾或是吃谷物早餐用的碗,同时对我的问题也都用单音节的嘟哝来回答。

这对于他们来说是一个巨大的变化,孩童时代的他们总是早上 6 点就准时一骨碌地爬起来，抓着玩具不放，或者画点画，或者更糟的，围着电视机看那似乎永远也看不完的电视剧——蒸汽机车系列故事（Thomas the Tank Engine）。这一切都意味着我或我的妻子必须离开温暖的被窝，跑到楼下，坐在冷冷的地板上陪他们玩。

这一在青少年身上发生的睡眠模式的变化——常常被视作邋遢青少年的懒惰——实际上来自身理上的需要。青少年所需要的睡眠确实比年幼的孩子和成人更多，而且如果他们得不到足够的睡眠，那就需要忍受相当大的痛苦。

青少年的正常睡眠模式是怎样的?

不同于低龄儿童总在刚刚入夜时就已精疲力尽、昏昏欲睡，青少年的生物钟常常让他们直到晚上 11 点左右才感觉到困，而一旦他们睡着，便需要 9 小时睡眠来保证自己恢复精神并在第二天保持活力。

这解释了为什么他们很晚还在忙个不停，而第二天早上叫他们起来却让他们十分地痛苦,这也成了父母的一场战役。然而,在一个社交媒体和电子游戏的时代,许多青少年总在破坏他们自己获得良好睡眠的机会。他们用微信和朋友聊天,更新微博,给粉丝留言,或者玩在线视频游戏直到凌晨两三点。这些活动使他们的头脑在深夜11点这个界限之后很久仍保持活跃,渴求刺激,也使得他们的睡眠时间推迟得更晚,直到关闭电子设备很长时间以后,才进入睡眠状态。

由这些情况导致的睡眠剥夺可以引发较大范围的后果,这些后果包括:

● 情绪波动

● 行为障碍

● 注意力不集中

● 日间嗜睡,影响在学校的学习

● 上升的事故风险(青少年死亡的最大诱因)

● 免疫系统功能的下降,导致时不时患上小毛病

● 增加肥胖的风险

如何预防青少年的睡眠相关问题?

　　我们在前面几章中对成人睡眠卫生提出的建议同样也对青少年适用。

- 定一个上床睡觉的时间,并且坚持它。正如我们已经看到的,青少年需要从晚上11开始睡足9小时,就按照能够满足这一点的时间表来做。这将包括限制外出晚归的次数以及夜间工作的次数,如果他们也有一份夜间工作的话。

- 降低他们摄入刺激性饮料的量,尤其是晚间的摄入量。能量饮料,可乐,咖啡,还有茶,这些会使他们到了晚上还精神亢奋,夜宵、零食、甜食和巧克力条也会有同样的效果。

- 鼓励睡觉前有一段放松的时间。杜绝在这时候做俯卧撑或仰卧起坐,也许可以来一个放松的淋浴或泡澡,并试着让他们通过看书而不是看电视或在网上缠着朋友闲聊而安下心来。

- 给他们的卧室安装一个灯光调节器也可以帮助调节适合睡眠的心情。随着夜晚来临而下调灯光能帮助他们的大脑知道需要放松下来迎接睡眠了。

- 设定固定的时间来断开与科技产品及社交媒体设备的连接。如果这一点被证明特别难搞定,那么就把家庭中的 wifi 路由器电源关闭,以此从源头上阻止问题继续。

- 避免以任何形式鼓励他们服用安眠药或其他药物;这些药物对成人都未必有益处,应该无论如何让青少年避免。

青少年睡眠障碍的医学原因

睡眠问题是一系列能影响青少年身体症状的(共同)特征。

嗜眠发作

这种情况通常从青春期开始发作,存在四种典型的症状:

● 日间睡眠过度(甚至在吃东西或说话的时候睡着)

● 入睡前幻觉(幻觉到自己陷入睡眠或者即将醒来)

● 猝倒(突然失去肌肉紧张度,导致人倒下)

● 睡眠麻痹(醒着,但一度无法睁开眼睛)

　　有一些专业测试能用来诊断这种症状,还有一些药物能用于治疗。判断你或你的子女(处于青春期的子女)是否患有失眠症状的第一步是找医生问诊。

阻塞性睡眠呼吸暂停(OSA)

　　这也会在青春期发作,和我们在第十章里见到的症状相同。再次声明,医学评估对做出诊断和正确的治疗都非常关键。

压力和沮丧

　　情绪悲痛是睡眠中断的一个十分常见的理由,短暂的失眠可能是由于对考试的焦虑、失恋,当然,还包括在学校或在社交媒体上受欺负等原因造成。

　　然而,长期失眠可能和真正的抑郁有关。有一些症

状可以当作它的特征,包括:

- 胃口差或暴饮暴食

- 哭泣

- 喜怒无常,以及不寻常的攻击行为

- 孤立

- 不能自我照顾

- 自残

- 自杀的念头以及计划

当睡眠质量很差时,还伴有以上一些或全部症状,去寻求医生的建议就是非常必要的了,同时,你的子女可能会需要一些心理上的咨询或支持。

12
不宁腿综合征和夜间肌肉抽搐

你的腿在你准备睡觉时可以变成一个讨厌鬼,因为它们可能会在你上床以后玩起两种把戏,这两种把戏在你醒着的时候都很少发生,即使发生了也没有影响。

不宁腿综合征

这是什么?

"不宁腿综合征"这个词最初是由瑞典医生卡尔·

艾科伯姆博士(Dr Karl Ekbom)于1945年提出的,它被用来描述一种会产生奇怪的、不舒服感觉的夜间腿部症状,并且这种症状只能通过移动你的腿来获得缓解。

这是一种影响到多达15%的成人的相当常见的神经问题,在女性身上比在男性身上更常见,随着年龄的增长,其发作频率会上升。

什么导致了它?

并不能确切知道导致它的原因,大部分人得到的无法令他们自己满意的诊断是先天性不宁腿综合征——这其实只是一种技术上表示我们无法确切知道到底在发生什么的说法。

然而,你有可能患的是继发性不宁腿综合征,这意味着它有可能是被一系列广泛的其他病症所触发的,例如缺铁、甲状腺功能减退、肾脏疾病、风湿性关节炎、纤维肌痛、糖尿病,以及帕金森氏症等。并且,这种症状在孕期内也很常见,5名女性中就有1名在待产期会出现这种症状。

　　有些处方药也能导致作为副作用的继发性不宁腿综合征。这些药物包括抗抑郁类药物（如阿米替林、度硫平、氟西汀）、抗组胺剂、锂，以及一些降压药。

　　其他触发原因还包括吸烟、饮酒、喝含咖啡因的饮料，以及体重超标——事实上，包括所有医生乐意告诫你注意的那些事项。

它还会结束吗？

　　好消息是如果你得的是继发性不宁腿综合征，那么随着原发疾病的治愈，它也就自然好了，孕妇的话，生完孩子后不久，其症状便会随之消失。

　　然而，如果你得的是先天性的不宁腿综合征，那么恐怕就没有什么好消息要告诉你了，很有可能随着年龄的增长，其症状还会加剧，也不太可能不治而愈。如果你45岁之前患上这种病症，那么其变化的速度可能比在45岁以后才患上要慢一些。

　　然而，前景也并非一片惨淡，还有很多可以做的事能帮助你缓解症状，大部分人确实能从这些方法中得到巨大好处,因此值得一试。

自助措施

很多常规的促进睡眠的健康建议能帮助你避免不宁腿。先打个招呼,可能这份清单看起来有点眼熟,但被提醒注意这些事项总是无害的,总体上它们能帮你睡得更好。

● 避免夜间接触刺激性的东西,如咖啡因或香烟。

● 晚餐后不要碰酒精。

● 白天做些运动。

● 制定一个规律的睡眠时间表,并牢牢遵守。

如果你真的还是不能摆脱不宁腿症状,那么以下措施也值得一试,它们能让症状发作的程度变轻:

● 按摩双腿肌肉

● 冷敷或热敷双腿肌肉

● 上床睡觉前洗个热水澡

● 做放松练习

● 伸展腿部

● 冲凉

● 阅读书籍以分散注意力

如果以上这些不起作用,那么现在的情况很可能需要你咨询一下医生,有些处方药或许帮得上忙。

药物治疗

针对不宁腿症状并没有能获得奇迹的疗法,而且不幸的是,无法保证任意两个人对同一种药物的反应是相同的,但有大量证据证明一些被用来治疗帕金森氏症的药物对这种症状安全有效。

常用的药物包括:

● 普拉克索

● 罗平尼咯

● 罗替戈汀

可能你尝试的第一种药物没起作用,因此当医生帮你换另一种药物的时候别沮丧。你也可能成为这些药物副作用的受害者,副作用包括:

● 困倦

● 恶心

● 头晕

● 头疼

　　一旦你适应了那些药物,这些副作用都会逐渐消退,因此,在你回到医生那儿去之前,可以先坚持服药一至两周,当然,除非症状变得更严重了,这种情况下,你应该立即停药。

　　其他可能有帮助的药物有:

● 止痛药,如可待因(尽管这种药会导致恶心和便秘,并有潜在的致瘾性)

● 苯二氮类药物,如氯硝西泮/安定(还是得说,这些药是高度致瘾的,现在已经极少使用了)

替代药物

　　有两种常被用于治疗不宁腿综合征的草药:

● 缬草属植物

● 贯叶连翘(圣约翰草)

　　不过,对这两种草药的功效所提出的证据并不充分。

然而,还有一种称为"位置释放推拿"(positional release manipulation,PRM)的整骨疗法,这包括将身体的某些部位保持在特定位置,以此帮助减少疼痛和不适。这项治疗能通过当地的整骨治疗专家来获得。

夜间腿部(肌肉)抽筋

这是十分常见的腿部肌肉痉挛症状,它能让人感觉非常疼,而且就像字面表达的那样,会让你的脚趾弯曲,甚至让它们垂直脚背90度竖起。肌肉抽筋时,腿部会感到如石头一样硬,尽管最容易受影响的肌肉在小腿和脚部,痉挛还是能影响从脚趾到大腿的任意部位肌肉。

什么导致了它?

和不宁腿综合征一样,夜间腿部抽筋的诱因也分为原发性和继发性两种,原发的病因再次被指为先天性。

继发性的原因包括:

● 肌肉损伤、扭伤及过劳。

● 脱水、矿物质不平衡,如血钾含量过低。

● 服用药物,如避孕药、调节胆固醇的他汀类药物,以及一些治疗精神疾病的药物。

● 其他医学问题,如甲状腺变异、肾脏问题、循环不畅(周围血管疾病),以及多发性硬化。

● 怀孕。

自助措施

一些能防止你抽筋的自助措施也许可以试一下,其中的第一点就是减少摄入酒精和咖啡因! 其他建议包括:

● 摄入大量液体以保持身体水分充足。

● 多吃富含矿物质(如钾)的食物,如香蕉、葡萄、西红柿等。

● 每天都伸展一下你的肌肉。

● 别一做运动就达到剧烈的程度,但始终逐渐提高你的运动量。

● 如果你认为抽筋是由医生开的某种处方药引起的,

那么和你的医生聊一聊。

如果你仍被抽筋困扰着,那么这里有几个简单的做法有时可以起到防止的作用:

- 把热毛巾或敷布放在受影响的肌肉上。

- 按摩肌肉。

- 起床做肌肉伸展运动,或找一位亲近的朋友帮忙。

药物治疗

如果这些简单的做法无法使你不抽筋,也无法使你在抽筋时快速减轻症状,那么有些药物可以试一试。

非处方止痛药,如扑热息痛、布洛芬能使症状变轻,因此在预约下一次门诊前可以先去下药店,和药店里的店员咨询一下。如果你去看医生,他们可能会建议你试一下奎宁药片。

奎宁主要用于治疗热带疟疾,用来治疗夜间肌肉抽筋也非常有效,但它有一些副作用是你需要注意的,因此只有在没有其他办法的情况下才能谨慎使用。常见的副作用包括:

- 恶心

- 晕眩

- 耳鸣(耳朵里有鸣响)

- 耳聋

- 视力障碍

- 流鼻血,容易擦伤

　　如果你试了奎宁之后,发现了如下更严重的症状,那么应该立刻告诉医生,同时必须停药:

- 非常嗜睡,也很容易睡着。

- 醒来的时候,喉咙疼或干。

- 记忆力和注意力很差。

- 晨起头疼。

- 易怒且坐立不安。

- 心情不佳,感到焦虑或抑郁。

- 对性生活不感兴趣,(男性)可能阳痿。

- 血压升高,由此导致心脏病和中风的风险增加。

图书在版编目(CIP)数据

如何摆脱失眠困扰／(英)西蒙·阿特金斯 著;沈健文 译. --上海:华东师范大学出版社,2017.2

(速成手册系列)

ISBN 978-7-5675-5716-1

Ⅰ.①如… Ⅱ.①西… ②沈… Ⅲ.①失眠-防治 Ⅳ.①R749.7

中国版本图书馆 CIP 数据核字(2016)第 224843 号

如何摆脱失眠困扰

著　　者	(英)西蒙·阿特金斯
译　　者	沈健文
责任编辑	徐海晴
封面设计	吴元瑛

出版发行　华东师范大学出版社

社　　址　上海市中山北路 3663 号　　邮编　200062

网　　址　www.ecnupress.com.cn

电　　话　021-60821666　　　　行政传真　021-62572105

客服电话　021-62865537

门市(邮购)电话　021-62869887

地　　址　上海市中山北路 3663 号华东师范大学校内先锋路口

网　　店　http://hdsdcbs.tmall.com

印 刷 者　上海盛隆印务有限公司

开　　本　787×1092　1/32

印　　张　3.75

字　　数　26千字

版　　次　2017 年 2 月第 1 版

印　　次　2017 年 2 月第 1 次

书　　号　ISBN 978-7-5675-5716-1/G.9838

定　　价　18.00 元

出版人　　王　焰

(如发现本版图书有印订质量问题,请寄回本社客服中心调换或电话 021-62865537 联系)